# Ensaladas Deliciosas 2023

# Recetas Frescas y Sabrosas para Nutrir tu Cuerpo y Satisfacer tu Paladar

## María Gómez

# contenido

Tomates con menta y albahaca ..................................................... 9
arándanos con verduras ................................................................ 11
Ensalada de quinoa con arándanos y nueces glaseadas ............. 13
Ensalada de pasta con salmón ..................................................... 15
Ensalada de champiñones con espinacas y lechuga romana ..... 17
Ensalada Waldorf con pollo .......................................................... 19
Ensalada picante de patata y rúcula ............................................ 21
Salsa de pollo con ensalada de aguacate .................................... 23
Ensalada cremosa de patata y eneldo ......................................... 25
Ensalada de pollo con queso y hojas de rúcula .......................... 26
Ensalada de patata con pimientos picantes ................................ 28
Ensalada de pollo con cuscús ...................................................... 29
Ensalada de patata roja con suero de leche ............................... 31
Ensalada de pollo con melón dulce ............................................. 33
Ensalada de huevo y patatas con mostaza Dijon ....................... 35
Ensalada de pollo con miel y nueces ........................................... 37
Ensalada de pollo con uvas y mayonesa .................................... 39
Ensalada cremosa de patata y hierbas ....................................... 41
Ensalada picante de pollo con pasas .......................................... 43
ensalada de patatas con menta ................................................... 45
Ensalada de pollo al curry con verduras mixtas ......................... 47
Ensalada de pollo con nueces ..................................................... 49
ensalada de pollo con mostaza ................................................... 51
Ensalada picante de patata y jengibre ........................................ 53

Ensalada de papas y apio ........................................................... 55
Pollo a la lima con ensalada de patata ..................................... 57
Ensalada de patata con queso de cabra .................................. 59
Pico de Gallo - auténtica salsa mexicana ................................. 61
Aderezo para ensalada de aceite de oliva y limón .................. 63
Ensalada de frijol, maíz y aguacate .......................................... 64
Ensalada de pasta del sudoeste ................................................ 65
Ensalada de remolacha asada ................................................... 67
Ensalada crujiente de fideos ramen con repollo ..................... 69
Ensalada de pasta con espinacas y tomate ............................. 71
Ensalada Waldorf ........................................................................ 73
Ensalada Istuaeli ......................................................................... 74
Ensalada de pasta con repollo .................................................. 75
Ensalada mexicana de frijoles negros ...................................... 77
Salsa De Frijoles Negros Y Maíz ................................................. 78
Ensalada De Taco De Pavo ........................................................ 79
ensalada de frutas arcoiris ........................................................ 80
Ensalada de frutas al sol ............................................................ 82
Ensalada de cítricos y judías negras ......................................... 83
Ensalada picante de pepino y cebolla ...................................... 84
Ensalada de la huerta con arándanos y remolacha ............... 85
Ensalada de coliflor o papas simuladas ................................... 87
Ensalada de pepino y eneldo .................................................... 88
ensalada de patata falsa ............................................................ 89
Ensalada de papa y pepino de Bonnie ..................................... 91
Ensalada de espinacas con frutos rojos ................................... 93
Ensalada tubular ......................................................................... 94

Ensalada con aderezo de albahaca y mayonesa ........................................ 96

Ensalada César a la parrilla con cuchillo y tenedor ................................. 98

Ensalada romana de fresas I ..................................................................... 100

ensalada griega ........................................................................................ 102

Ensalada de queso feta de fresa ............................................................. 104

ensalada de carne .................................................................................... 106

Ensalada de mandarina y almendras ...................................................... 108

Ensalada tropical con vinagreta de piña ................................................. 110

ensaladera californiana ........................................................................... 112

Ensalada clásica tostada .......................................................................... 114

ensalada de espinacas y moras ............................................................... 116

Ensalada de verduras con queso suizo ................................................... 118

Ensalada de zanahoria salada ................................................................. 120

Ensalada de verduras en escabeche ....................................................... 122

Ensalada de maíz frito colorido ............................................................... 124

pepino cremoso ........................................................................................ 126

Ensalada de tomate y champiñones marinados .................................... 128

ensalada de frijoles .................................................................................. 130

Ensalada de remolacha con ajo .............................................................. 132

Maíz en escabeche ................................................................................... 133

ensalada de guisantes ............................................................................. 135

ensalada de nabo ..................................................................................... 137

Ensalada de manzana y aguacate .......................................................... 139

Ensalada de maíz, frijoles, cebollas ........................................................ 141

Ensalada italiana de verduras ................................................................. 143

Ensalada de pasta con mariscos ............................................................. 145

Ensalada de verduras a la parrilla .......................................................... 147

Deliciosa ensalada de maíz de verano ................................................. 149

Ensalada de guisantes crujientes de caramelo .................................... 151

Ensalada mágica de alubias negras ....................................................... 153

deliciosa ensalada griega ...................................................................... 155

Increíble ensalada de pepino tailandés ................................................. 157

Ensalada de tomate y albahaca con alto contenido en proteínas ....... 159

Ensalada rápida de pepino y aguacate ................................................. 161

Deliciosa Ensalada De Tomate Y Orzo Feta .......................................... 163

Ensalada inglesa de pepino y tomate ................................................... 165

Ensalada de berenjenas de la abuela ................................................... 167

Ensalada de zanahoria, tocino y brócoli ............................................... 169

Ensalada de pepino y tomate con crema agria .................................... 171

Ensalada de tortellini con sabor a tomate ............................................ 173

Brócoli y tocino con aderezo de mayonesa .......................................... 176

Ensalada de pollo con crema de pepino ............................................... 178

Verduras con aderezo de rábano picante ............................................. 180

Ensalada de guisantes dulces y pasta ................................................... 182

ensalada de pimientos de colores ........................................................ 184

Ensalada de pollo, tomates secos y piñones con queso ..................... 186

Ensalada de tomate y mozzarella ......................................................... 188

ensalada picante de calabacín .............................................................. 190

Ensalada de tomate y espárragos ......................................................... 192

Ensalada de pepino, cebolla y tomate .................................................. 194

Adas Salatas ........................................................................................... 196

ardilla ...................................................................................................... 198

Bakdoonsiyyeh ....................................................................................... 200

causa relleno ......................................................................................... 201

Bronceado ..................................................................................... 203

Gado Gado ..................................................................................... 205

Hobak Namul ..................................................................................... 207

Ensalada Horiatiki ..................................................................................... 209

Ensalada de papas ..................................................................................... 211

Kvashenaya Kapusta con Provenza ..................................................... 213

Ensalada Waldorf De Pollo ................................................................. 214

Ensalada de lentejas con aceitunas, excelente y queso feta ............... 216

Tomates con menta y albahaca

Ingredientes

4 tomates

2 cucharadas. Aceite de oliva

2 cucharadas. vinagre de vino blanco

Sal al gusto

Pimienta al gusto

hojas de menta

2 chalotes, en rodajas

Método

Primero, corta los tomates frescos en cubos. Luego póngalos en un tazón para mezclar las ensaladas. Añadir un poco de sal, un poco de pimienta al gusto y las cebolletas en rodajas. Manténgalos durante 6 minutos. Ahora rocíe un poco de vinagre de vino blanco y un poco de aceite de oliva virgen extra. Ahora cubra esto con menta fresca. Esta sencilla y sabrosa ensalada está lista para acompañar cualquier comida. Esto se puede servir con pan rallado. Untar con hojas de menta y servir.

¡Disfrutar!

arándanos con verduras

Ingredientes

6 y espárragos picados

1 manojo de espinacas baby

½ taza de arándanos secos

Una gota de aceite de oliva

2 cucharadas. Vinagre balsámico al gusto

2 tazas de aderezo para ensaladas

Pizca de sal

Pimienta negra

Método

Primero, corte los espárragos frescos y hiérvalos hasta que estén tiernos. Lava las espinacas baby frescas. Ahora en un tazón pequeño, agregue un poco de aceite, un poco de aderezo para ensaladas y vinagre balsámico, y espolvoree con un poco de sal y pimienta negra molida al gusto. Mézclalos muy bien. Ahora agregue los espárragos y esta mezcla a una ensaladera y mezcle. Luego agregue los arándanos secos.

¡Disfrutar!

Ensalada de quinoa con arándanos y nueces glaseadas

Ingredientes

2 tazas de quinua cocida

½ taza de arándanos secos

5-6 nueces glaseadas

4 cucharadas de aceite de oliva

4 tomates, picados

2 cucharadas. perejil

2 cucharadas. hojas de menta

un poco de sal

pizca de pimienta negra al gusto

Método

Coloque la quinoa cocida en un recipiente hondo. Ahora agregue los arándanos secos y las nueces glaseadas al tazón. Ahora agregue los tomates frescos cortados en cubitos, un poco de perejil fresco y hojas de menta y rocíe con un poco de aceite. Mézclalos bien. Ahora sazone con sal y pimienta negra. Este delicioso plato está listo.

¡Disfrutar!

Ensalada de pasta con salmón

Ingredientes

2 piezas de salmón cocido, cortado en cubos

1 taza de pasta cocida

2 tallos de apio

½ taza de mayonesa

2 tomates cortados en cubitos

2-3 cebollas verdes, recién picadas

1 taza de crema agria

1 manzana roja, cortada en cubitos

jugo de lima de 1/2 limón

Método

Primero, tome un recipiente hondo y mezcle el salmón cocido en cubitos, la pasta cocida con apio y tomate recién picados, la manzana en cubitos y la cebolla verde. Mézclalos bien. Ahora agregue mayonesa casera, crema agria fresca y rocíe con jugo de limón fresco de medio limón. Ahora mézclalos bien. Eso esta terminado.

¡Disfrutar!

# Ensalada de champiñones con espinacas y lechuga romana

## Ingredientes

1 manojo de espinacas

1 lechuga romana

4-5 champiñones

2 tomates pelados

2 cucharadas. mantequilla, opcional

Sal

pimienta negra o blanca

Método

Come espinacas frescas y lechuga romana. Freírlo es opcional. Solo toma 7-8 minutos. Mientras tanto, troceamos los champiñones y los ponemos en un bol. Luego agregue los tomates a los champiñones. Pon esto en el microondas durante unos 2-3 minutos. Ahora mézclalos con las espinacas asadas y la lechuga romana. Mezclar bien y espolvorear con sal y pimienta negra o blanca.

¡Disfrutar!

# Ensalada Waldorf con pollo

Ingredientes

½ taza de nueces picadas

½ taza de mostaza y miel

3 tazas de pollo cocido, picado

½ taza de mayonesa

1 taza de uvas rojas, partidas a la mitad

1 taza de apio picado

1 manzana gala, cortada en cubitos

Sal

Pimienta

Método

Tome una sartén poco profunda y tueste las nueces picadas durante 7-8 minutos en un horno precalentado a 350 grados. Ahora mezcle todos los ingredientes y ajuste la sazón.

¡Disfrutar!

Ensalada picante de patata y rúcula

Ingredientes

2 kilos de papas, picadas y hervidas

2 tazas de rúcula

6 cucharaditas de aceite de oliva virgen extra

¼ cucharadita de pimienta negra

3 chalotes picados

3/8 cucharadita de sal

½ cucharadita de vinagre de jerez

1 cucharadita de jugo de limón

2 cucharaditas de mostaza, molida a la piedra

1 cucharadita de cáscara de limón rallada

Método

Caliente 1 cucharadita. aceite en una sartén y freír las chalotas hasta que estén doradas. Transfiera los chalotes a un tazón y mezcle todos los demás ingredientes excepto las papas. Mezclar bien. Ahora cubra las papas con el aderezo y mezcle bien.

¡Disfrutar!

Salsa de pollo con ensalada de aguacate

Ingredientes

2 cucharaditas de aceite de oliva

4 onzas de chips de tortilla

2 cucharaditas de jugo de lima

1 aguacate, picado

3/8 de cucharadita de sal kosher

¾ taza de salsa, fría

1/8 cucharadita de pimienta negra

2 tazas de pechuga de pollo, cocida y desmenuzada

¼ taza de cilantro picado

Método

Mezcla el aceite de oliva, el jugo de lima, la pimienta negra y la sal en un bol. Ahora agregue el cilantro picado y el pollo y mezcle bien. Cubra con aguacate picado y salsa. Sirva la ensalada en chips de tortilla para obtener mejores resultados.

¡Disfrutar!

Ensalada cremosa de patata y eneldo

Ingredientes

¾ de libra de papas, cortadas en cubitos y hervidas

¼ cucharadita de pimienta negra

½ pepino inglés, cortado en cubitos

¼ de cucharadita de sal kosher

2 cucharaditas de crema agria baja en grasa

2 cucharaditas de eneldo picado

2 cucharaditas de yogur, sin grasa

Método

Las papas deben cocinarse hasta que estén blandas. Tome un tazón y mezcle el eneldo, el yogur, la crema, los cubos de pepino y la pimienta negra. Los ingredientes deben estar bien mezclados. Ahora agregue los dados de patata hervida y mezcle bien.

¡Disfrutar!

# Ensalada de pollo con queso y hojas de rúcula

Ingredientes

3 rebanadas de pan, cortadas en cubos

½ taza de queso parmesano, rallado

3 cucharaditas de mantequilla, sin sal y derretida

2 cucharaditas de perejil picado

5 hojas de albahaca cortadas en tiras

¼ taza de aceite de oliva

2 tazas de pollo asado y desmenuzado

5 onzas de hojas de rúcula

3 cucharaditas de vinagre de vino tinto

Pimienta al gusto

Método

Caliente la mantequilla y 2 cucharaditas. aceite de oliva y añadir los cubos de pan. Hornee los cubos de pan en un horno precalentado a 400 grados hasta que estén dorados. Agregue el resto de los ingredientes con los cubos de pan y mezcle bien.

¡Disfrutar!

# Ensalada de patata con pimientos picantes

## Ingredientes

2 kilos de papas finlandesas amarillas, cortadas en cubos

¼ cucharadita de pimienta blanca

2 cucharaditas de sal

¼ taza de crema

4 cucharaditas de jugo de limón

2 ramitas de eneldo

2 manojos de cebollín

## Método

Hervir los cubos de patata hasta que estén blandos y escurrir. Mezcle 3 cucharaditas. con jugo de limón a las papas y dejar reposar por 30 minutos. Batir la nata hasta que esté espumosa y mezclar con los demás ingredientes. Cubra las papas con la mezcla y mezcle bien.

Disfrutar

Ensalada de pollo con cuscús

Ingredientes

1 taza de cuscús

7 onzas de pechuga de pollo, cocida

¼ taza de aceitunas Kalamata, picadas

1 diente de ajo picado

2 cucharaditas de perejil picado

¼ cucharadita de pimienta negra

1 cucharadita de alcaparras finamente picadas

1 cucharadita de jugo de lima

2 cucharaditas de aceite de oliva

Sal al gusto

Método

Cocine el cuscús sin sal ni grasa según las instrucciones del paquete. Enjuague el cuscús cocido con agua fría. Coge un bol para mezclar los ingredientes excepto el pollo y el cuscús. Añadir el cuscús cocido y mezclar bien. Agregue el pollo y sirva inmediatamente.

¡Disfrutar!

Ensalada de patata roja con suero de leche

Ingredientes

3 libras de papas rojas, en cuartos

1 diente de ajo picado

½ taza de crema agria

½ cucharadita de pimienta negra

1 cucharadita de sal kosher

1/3 taza de suero de leche

1 cucharadita de eneldo picado

¼ taza de perejil picado

2 cucharaditas de cebollín picado

Método

Los cuartos de patata se cocinan hasta que estén blandos en un horno holandés. Enfríe las papas hervidas durante 30-40 minutos. Mezclar la crema agria con los demás ingredientes. Extienda el aderezo sobre las papas y mezcle los ingredientes.

¡Disfrutar!

Ensalada de pollo con melón dulce

Ingredientes

¼ taza de vinagre de arroz

2 cucharaditas de nueces picadas y tostadas

2 cucharaditas de salsa de soya

¼ taza de cilantro picado

2 cucharaditas de mantequilla de maní

2 tazas de pechuga de pollo, cocida y desmenuzada

1 cucharadita de miel

3 cucharaditas de cebolla verde, en rodajas

1 taza de pepino picado

¾ cucharadita de aceite de sésamo

3 tazas de melón, cortado en tiras

3 tazas de melón, cortado en tiras

Método

Mezcle la salsa de soya, la mantequilla de maní, el vinagre, la miel y el aceite de sésamo. Agregue el melón, la cebolla, el melón y el pepino y mezcle bien. Mientras sirve, cubra la pechuga de pollo con la mezcla y el cilantro.

¡Disfrutar!

Ensalada de huevo y patatas con mostaza Dijon

Ingredientes

4 kilos de patatas

¾ cucharadita de pimienta

½ taza de apio, cortado en cubitos

½ taza de perejil picado

1 cucharadita de mostaza Dijon

1/3 taza de cebolla verde picada

2 dientes de ajo, finamente picados

1 cucharadita de mostaza Dijon

3 huevos cocidos y desmenuzados

½ taza de crema

1 taza de mayonesa

Método

Hervir las patatas hasta que estén blandas. Pelar las patatas y cortarlas en cubos. Mezcle las papas, las cebollas verdes, el apio y el perejil en un tazón. Mezclar la mayonesa y los demás ingredientes en un bol. Vierta esta mezcla sobre las papas y mezcle bien.

¡Disfrutar!

Ensalada de pollo con miel y nueces

Ingredientes

4 tazas de pollo cocido y picado

¼ cucharadita de pimienta

3 tallos de apio, en cubitos

¼ cucharadita de sal

1 taza de arándanos secos

1/3 taza de miel

½ taza de nueces picadas y tostadas

2 tazas de mayonesa

Método

Mezcle el pollo molido con apio, arándanos secos y nueces. En otro tazón, bata la mayonesa hasta que quede suave. Agregue miel, pimienta y sal a la mayonesa y mezcle bien. Vierta la mezcla de mayonesa encima de la mezcla de pollo y mezcle bien para que los ingredientes se mezclen bien.

¡Disfrutar!

Ensalada de pollo con uvas y mayonesa

Ingredientes

6 tazas de pollo picado y cocido

½ taza de nueces

2 cucharaditas de mostaza Dijon

2 tazas de uvas rojas, rebanadas

½ taza de crema agria

2 cucharaditas de semillas de amapola

½ taza de mayonesa

2 tazas de apio picado

1 cucharadita de jugo de limón

Método

Tome un tazón y mezcle el pollo con mayonesa, jugo de limón, crema agria, uvas, semillas de amapola, mostaza Dijon y apio. Agregue sal y pimienta.

Cubra el recipiente y refrigere hasta que esté frío. Agregue las nueces y sirva inmediatamente.

¡Disfrutar!

Ensalada cremosa de patata y hierbas

Ingredientes

¾ taza de crema agria

1 taza de guisantes verdes

¼ taza de yogur

6 tazas de papas rojas, en cuartos

1 cucharadita de tomillo finamente picado

½ cucharadita de sal

1 cucharadita de eneldo picado

Método

Mezclar la nata, el yogur, el eneldo, el tomillo y la sal en un bol y reservar por separado. Hervir los cuartos de patata y los guisantes en abundante agua hasta que estén tiernos. Escurrir el exceso de agua. Agregue las papas y los guisantes a la mezcla preparada. Mezclar bien para que los ingredientes se mezclen bien.

¡Disfrutar!

Ensalada picante de pollo con pasas

Ingredientes

¼ taza de mayonesa

3 cucharaditas de pasas

1 cucharadita de curry en polvo

1/3 taza de apio, cortado en cubitos

1 taza de pollo al limón, a la parrilla

1 manzana picada

1/8 cucharadita de sal

2 cucharaditas de agua

Método

Mezcla el curry en polvo, la mayonesa y el agua en un bol. Agregue el pollo al limón, las manzanas picadas, las pasas, el apio y la sal. Mezcla bien los ingredientes con una espátula. Cubra la ensalada y refrigere hasta que se enfríe.

¡Disfrutar!

ensalada de patatas con menta

Ingredientes

7 papas rojas

1 taza de guisantes, congelados y descongelados

2 cucharaditas de vinagre de vino blanco

½ cucharadita de pimienta negra

2 cucharaditas de aceite de oliva

¾ cucharadita de sal

2 cucharaditas de chalotes finamente picados

¼ taza de hojas de menta picadas

Método

Hervir las patatas en agua en una cacerola profunda hasta que estén blandas. Enfriar las papas y cortarlas en cubos. Mezclar el vinagre, la chalota, la menta, el aceite de oliva, la sal y la pimienta negra. Agregue los cubos de patata, los guisantes y la mezcla preparada. Mezclar bien y servir.

¡Disfrutar!

Ensalada de pollo al curry con verduras mixtas

Ingredientes

Pollo al curry, congelado y descongelado

10 onzas de hojas de espinaca

1 ½ tazas de apio picado

¾ taza de mayonesa

1 ½ tazas de uvas verdes, partidas a la mitad

½ taza de cebolla roja picada

Método

Coloque el curry de pollo congelado en un tazón. Agregue cebolla roja, uvas verdes, hojas de espinaca y apio al curry de pollo. Mezclar bien. Ahora añade la mayonesa y vuelve a mezclar bien. Añadir sal y pimienta al gusto.

¡Disfrutar!

Ensalada de pollo con nueces

Ingredientes

1 taza de bulgur

2 cebolletas, en rodajas

2 tazas de caldo de pollo

3 tazas de pollo cocido y picado

1 manzana, cortada en cubos

3 cucharaditas de nueces molidas

¼ taza de aceite de oliva

2 cucharaditas de vinagre de sidra de manzana

1 cucharadita de mostaza Dijon

1 cucharadita de azúcar moreno

Sal

Método

Lleve a ebullición el bulgur con el caldo y cocine a fuego lento. Dejar enfriar durante 15 minutos. Tostar las nueces en una sartén y ponerlas en un bol para que se enfríen. Mezcla bien todos los ingredientes en un bol. Rectifica la sal y sirve.

¡Disfrutar!

ensalada de pollo con mostaza

Ingredientes

1 huevo cocido

¼ cucharadita de pimienta negra

¾ de libra de papas

¼ de cucharadita de sal kosher

2 cucharaditas de mayonesa baja en grasa

3 cucharaditas de cebolla roja picada

1 cucharadita de yogur

1/3 taza de apio picado

1 cucharadita de mostaza

Método

Cortar las papas en cubos y cocinar hasta que estén blandas. Cortar el huevo cocido en trozos. Mezclar todos los ingredientes excepto los huevos y las patatas. Añadir la mezcla al huevo troceado y a los cubos de patata. Mezclar bien para que los ingredientes se mezclen bien. Añadir sal y pimienta al gusto.

¡Disfrutar!

Ensalada picante de patata y jengibre

Ingredientes

2 kilos de papas rojas, cortadas en cubos

2 cucharaditas de cilantro picado

2 cucharaditas de vinagre de arroz

1/3 taza de cebolla verde, en rodajas

1 cucharadita de aceite de sésamo

1 chile jalapeño, finamente picado

4 cucharaditas de hierba de limón, picada

¾ cucharadita de sal

2 cucharaditas de jengibre rallado

Método

Hervir las patatas hasta que estén blandas. Escurrir el exceso de agua.

Mezcla bien los demás ingredientes. Cubra las papas hervidas con la mezcla.

Usando una espátula, mezcle los ingredientes.

¡Disfrutar!

Ensalada de papas y apio

Ingredientes

2 kilos de papas rojas, cortadas en cubos

2 onzas de pimientos, cortados en cubitos

½ taza de mayonesa de canola

1/8 de cucharadita de ajo en polvo

¼ taza de cebollas verdes picadas

¼ cucharadita de pimienta negra

¼ taza de yogur

½ cucharadita de semillas de apio

¼ taza de crema agria

½ cucharadita de sal

1 cucharadita de azúcar

1 cucharadita de vinagre de vino blanco

2 cucharaditas de mostaza preparada

Método

Hervir los cubos de patata hasta que estén blandos, luego escurrir el exceso de agua. Enfriar las patatas hervidas durante unos 30 minutos. Mezclar los demás ingredientes en un bol. Agregue los cubos de patata y mezcle bien.

¡Disfrutar!

Pollo a la lima con ensalada de patata

Ingredientes

1 libra de papas

1 diente de ajo picado

2 tazas de guisantes

½ cucharadita de pimienta negra

2 tazas de pechuga de pollo desmenuzada

1 cucharadita de sal

½ taza de pimiento rojo picado

1 cucharadita de sal

½ taza de cebolla picada

1 cucharadita de estragón, picado

1 cucharadita de jugo de lima

2 cucharaditas de aceite de oliva

1 cucharadita de mostaza Dijon

Método

Hervir las patatas, los guisantes y la pechuga de pollo por separado hasta que estén blandas. Mezclar los demás ingredientes en un bol. Ahora agregue los cubos de papa, los guisantes y la pechuga de pollo al tazón para mezclar. Usa una espátula y mezcla bien los ingredientes. Servir inmediatamente.

¡Disfrutar!

# Ensalada de patata con queso de cabra

## Ingredientes

2 kilos y medio de patatas

1 diente de ajo picado

¼ taza de vino blanco seco

1 cucharadita de mostaza Dijon

½ cucharadita de sal

2 cucharaditas de aceite de oliva

½ cucharadita de pimienta negra

2 cucharaditas de estragón, picado

1/3 taza de cebolla picada

¼ taza de vinagre de vino tinto

½ taza de perejil picado

3 onzas de queso de cabra

¼ taza de crema agria

Método

Hervir las patatas en agua hasta que estén blandas. Mezclar las patatas, el vinagre de vino, la pimienta y la sal en un bol. Déjalo reposar durante 15 minutos. Ahora agregue el resto de los ingredientes a la mezcla de papas y mezcle bien. Servir inmediatamente.

¡Disfrutar!

Pico de Gallo - auténtica salsa mexicana

Ingredientes:

3 tomates grandes cortados en cubitos, fritos

1 cebolla roja mediana finamente picada

¼ manojo de cilantro, use más o menos al gusto

ingredientes opcionales

½ pepino, pelado y cortado en cubitos

Jugo de limón de ½ limón

½ cucharadita de ajo picado

Sal al gusto

2 jalapeños, o más si te gusta más picante

1 cubo de aguacate pelado

Método

Combine todos los ingredientes en un tazón grande y mezcle bien. Servir inmediatamente.

¡Disfrutar!

Aderezo para ensalada de aceite de oliva y limón

Ingredientes:

8 dientes de ajo picado

½ cucharadita de pimienta negra

1 taza de jugo de limón recién exprimido

2 cucharaditas de sal

½ taza de aceite de oliva virgen extra

Método

Coloque todos los ingredientes en una licuadora y mezcle hasta que todos los ingredientes estén combinados. Este aderezo debe almacenarse en un recipiente hermético y usarse pronto, de lo contrario, el jugo de limón agriará el aderezo.

¡Disfrutar!

## Ensalada de frijol, maíz y aguacate

Ingredientes:

1 lata de frijoles negros, escurridos

1 lata de maíz dulce amarillo, enlatado, escurrido

2 cucharadas. jugo de limon verde

1 cucharadita de aceite de oliva

4 cucharadas de cilantro

5 tazas de cebolla cruda picada

1 aguacate

1 tomate rojo maduro

Método

Coloque todos los ingredientes en un tazón grande y mezcle suavemente. Servir inmediatamente o frío.

¡Disfrutar!

Ensalada de pasta del sudoeste

Ingredientes:

1-8 onzas de pasta integral pequeña

15 onzas de maíz

15 onzas de frijoles negros

1 taza de salsa, cualquier tipo

1 taza de queso cheddar rallado

1 taza de pimientos verdes cortados en cubitos, pimientos

Método

Preparar la masa según las instrucciones del paquete. Escurrir, enjuagar y colocar en un tazón grande. Los líquidos del maíz y los frijoles negros enlatados se capturan y escurren. Mezclar todos los ingredientes con la pasta cocida en un bol grande. Agregue una pequeña cantidad de líquido para enlatar reservado si es necesario. Servir inmediatamente.

¡Disfrutar!

Ensalada de remolacha asada

Ingredientes:

6 zanahorias, 1/2 kilo

3 cucharadas de aceite de oliva

Pimienta negra recién molida

1 ½ cucharada vinagre de estragón o jerez

1 cucharada. hojas de tomillo

4 tazas de hojas de ensalada mixtas

½ taza de queso feta desmenuzado

1 cucharada. menta

Método

Primero, precaliente el horno a 375 grados. Coloque las remolachas en una fuente para hornear cubierta y poco profunda. Agregue suficiente agua para elevar el plato 1/2 pulgada. Cubra las remolachas y hornee durante una hora o hasta que las remolachas se puedan perforar fácilmente con un cuchillo de cocina. Saca las remolachas del horno. En un tazón mediano, combine el vinagre y las hierbas picadas. Corte las remolachas cocidas en cubos de 1/2 pulgada y vierta el aderezo sobre ellos. Espolvorear con queso feta y servir inmediatamente.

¡Disfrutar!

# Ensalada crujiente de fideos ramen con repollo

Ingredientes:

3 cucharadas de aceite de oliva

3 cucharadas de vinagre

2 cucharadas. Azúcar o sustituto del azúcar

½ paquete de condimento para fideos ramen

¼ cucharadita de pimienta

1 cucharada. Salsa de soja baja en sodio

Ingredientes para la ensalada:

1 cabeza pequeña de col roja o verde

2 cebollas verdes finamente picadas, picadas

1 zanahoria pelada y rallada

1 paquete de fideos ramen rallados

Método

Prepare el aderezo mezclando los ingredientes en una ensaladera grande. Revuelva para disolver el azúcar. Agregue los primeros tres ingredientes de la ensalada a un tazón y mezcle bien. Agregue el ramen desmenuzado y mezcle bien. Vierta sobre el aderezo y sirva inmediatamente.

¡Disfrutar!

Ensalada de pasta con espinacas y tomate

Ingredientes:

8 oz. Pasta pequeña u orzo

8 oz. queso feta desmenuzado

16 onzas. Tomates de uva

4 tazas de espinacas tiernas

2 cucharadas. alcaparras escurridas

¼ cucharadita de pimienta negra

2 cucharadas. Queso parmesano rallado

Método

Cocine la pasta como se describe en el paquete hasta que esté al dente, hasta que esté firme al morder. Una vez cocida la pasta; rocíe sobre los tomates para blanquearlos rápidamente. Mientras se cocina la pasta, coloque las espinacas, el queso feta y las alcaparras en un tazón grande. Mezcle los tomates y la pasta con la mezcla de espinacas. Antes de escurrir la pasta, agregue la cocción de la pasta en proporción para unirla. Finalmente, sazona con pimienta negra y decora con queso rallado. Servir inmediatamente.

¡Disfrutar!

Ensalada Waldorf

Ingredientes:

4 manzanas medianas, cortadas en cubitos

1/3 taza de nueces picadas

1/3 taza de pasas

½ taza de yogur griego o regular bajo en grasa

3 tallos de apio finamente picado

Método

Coloque todos los ingredientes en un tazón grande y mezcle bien hasta que se incorporen todos los ingredientes. Refrigere durante la noche y sirva frío.

¡Disfrutar!

Ensalada Istuaeli

Ingredientes:

1 pimiento verde o amarillo, picado

1 pepino pelado, picado

2 cucharadas. Jugo de limon

1 cucharadita de sal

1 cucharadita de pimienta recién molida

3 tomates, picados

3 cucharadas de aceite de oliva virgen extra

Método

Coloque todos los ingredientes en un tazón grande y mezcle bien hasta que se incorporen todos los ingredientes. Sirva inmediatamente, porque cuanto más tiempo repose esta ensalada, más líquida estará.

¡Disfrutar!

Ensalada de pasta con repollo

Ingredientes:

3 cucharadas de aceite de oliva 3 cucharadas. Vinagre 2 cucharadas. ½ paquete de fideos ramen azucarados

¼ cucharadita de pimienta

1 cucharada. Salsa de soja baja en sodio

1 cabeza de col roja o verde

2 cebollas verdes finamente picadas

1 zanahoria pelada, rallada

1 paquete de fideos ramen rallados

Método

Mezclar todos los ingredientes en un bol grande. Remueve constantemente para disolver el azúcar. Luego, combine los primeros tres ingredientes destacados de esta ensalada y mezcle bien. Agregue fideos ramen finamente picados. Luego agregue el resto de los ingredientes y revuelva varias veces. Sirva inmediatamente o cubra y refrigere para que los sabores se mezclen.

¡Disfrutar!

## Ensalada mexicana de frijoles negros

Ingredientes

1 ½ latas de frijoles negros cocidos

2 tomates ciruela maduros cortados en cubitos

3 cebolletas, en rodajas

1 cucharada. jugo de limon fresco

2 cucharadas. cilantro recién cortado

Sal y pimienta negra recién molida al gusto.

1/3 taza de maíz

2 cucharadas. Aceite de oliva

Método

Combine todos los ingredientes en un tazón mediano y mezcle suavemente. Dejar reposar la ensalada en el frigorífico hasta el momento de servir. Servir frío.

¡Disfrutar!

Salsa De Frijoles Negros Y Maíz

Ingredientes:

1 lata de frijoles negros

3 cucharadas de cilantro recién picado

1 caja de maíz amarillo y blanco

¼ taza de cebolla picada

1 caja de Rootle

Zumo de lima o exprimir una lima

Método

Drene el líquido de los frijoles negros, la raíz y el maíz enlatado y mezcle en un tazón grande. Agregue el cilantro y la cebolla y mezcle bien. Justo antes de servir, exprima un poco de jugo de limón.

¡Disfrutar!

## Ensalada De Taco De Pavo

Ingredientes:

2 onzas. carne de pavo molida

2/4 taza de queso cheddar

1 ½ tazas de lechuga romana picada

1/8 taza de cebolla picada

½ onza chips de tortilla

2 cucharadas. ADEREZO

¼ taza de frijoles

Método

Coloque todos los ingredientes excepto los chips de tortilla en un tazón grande y mezcle bien. Justo antes de servir, coloque las tortillas rotas encima de la ensalada y sirva de inmediato.

¡Disfrutar!

ensalada de frutas arcoiris

Ingredientes

Ensalada de frutas:

1 mango grande pelado, cortado en cubitos

2 tazas de arándanos

2 plátanos en rodajas

2 tazas de fresas

2 tazas de uvas sin semillas

2 cucharadas. Jugo de limon

1 ½ cucharada Miel

2 tazas de uvas sin semillas

2 nectarinas, sin pelar, en rodajas

1 kiwi, pelado y en rodajas

Salsa de miel y naranja:

1/3 taza de jugo de naranja sin azúcar

¼ de cucharadita de jengibre molido

Una pizca de nuez moscada

Método

Coloque todos los ingredientes en un tazón grande y mezcle bien hasta que se incorporen todos los ingredientes. Refrigere durante la noche y sirva frío.

¡Disfrutar!

Ensalada de frutas al sol

Ingredientes:

3 kiwis, picados

320 oz de trozos de piña en jugo

215 oz de mandarinas, escurridas, conservadas en almíbar ligero

2 plátanos

Método

Combine todos los ingredientes en un tazón grande y refrigere por al menos 2 horas. Sirve esta ensalada fría.

¡Disfrutar!

# Ensalada de cítricos y judías negras

Ingredientes:

1 pomelo, pelado y en rodajas

2 naranjas, peladas y en rodajas

116 onzas frijoles negros enlatados escurridos

½ taza de cebolla roja picada

½ aguacate en rodajas

2 cucharadas. Jugo de limon

pimienta negra al gusto

Método

Combine todos los ingredientes en un tazón grande y sirva a temperatura ambiente.

¡Disfrutar!

## Ensalada picante de pepino y cebolla

### Ingredientes

2 pepinos, en rodajas finas

½ cucharadita de sal

¼ cucharadita de pimienta negra

2 cucharadas. Azúcar cristal

1/3 taza de vinagre de sidra de manzana

1 cebolla roja, en rodajas finas

1/3 taza de agua

### Método

Disponer los pepinos y las cebollas alternativamente en un plato. Combine los otros ingredientes en una licuadora y mezcle hasta que quede suave. Enfriar el aderezo durante unas horas. Justo antes de servir, vierta el aderezo sobre los pepinos y las cebollas y sirva de inmediato.

¡Disfrutar!

Ensalada de la huerta con arándanos y remolacha

Ingredientes:

1 cabeza de lechuga romana

1 puñado de arándanos

1 onza. queso de cabra desmenuzado

2 remolachas asadas

5-6 tomates cherry

¼ taza de atún enlatado

Sal al gusto

Pimienta al gusto

Método

Colocar todos los ingredientes en un molde engrasado y tapar con papel aluminio. Hornee en un horno precalentado a 250 grados durante aproximadamente una hora. Deja que se enfríe un poco y sazona al gusto. Servir caliente.

¡Disfrutar!

# Ensalada de coliflor o papas simuladas

## Ingredientes

1 cabeza de coliflor, cocida y cortada en floretes

¼ taza de leche descremada

6 cucharaditas de Splenda

¾ cucharada. vinagre de limon

5 cucharadas de mayonesa ligera

2 cucharaditas de mostaza amarilla

## Método

Mezclar todos los ingredientes excepto la coliflor y batir hasta que quede suave. Inmediatamente antes de servir, vierta el aderezo preparado sobre la coliflor cocida y sirva caliente.

¡Disfrutar!

## Ensalada de pepino y eneldo

Ingredientes:

1 taza de yogur griego natural o sin grasa sin grasa

Sal y pimienta para probar

6 tazas de pepinos, en rodajas finas

½ taza de cebolla, finamente rebanada

¼ taza de jugo de limón

2 dientes de ajo picado

1/8 taza de eneldo

Método

Escurra el exceso de agua del yogur y déjelo enfriar durante unos 30 minutos. Mezclar el yogur con los demás ingredientes y mezclar bien. Lo metemos en la nevera una hora más y lo servimos frío.

¡Disfrutar!

ensalada de patata falsa

Ingredientes

16 cucharadas de mayonesa sin grasa

5 tazas de coliflor cocida cortada en floretes

¼ taza de mostaza amarilla

¼ taza de apio picado

½ taza de pepino en rodajas

1 cucharada. semilla de mostaza amarilla

¼ taza de pepinillos en cubitos

½ cucharadita de ajo en polvo

Método

Coloque todos los ingredientes en un tazón grande y mezcle bien hasta que se incorporen todos los ingredientes. Refrigere durante la noche y sirva frío. Incluso puede reemplazar las papas con coliflor, el sabor del plato es igual de delicioso.

¡Disfrutar!

Ensalada de papa y pepino de Bonnie

Ingredientes

2-3 tazas de papas nuevas

1 cucharada. cubo de eneldo

1 cucharada. mostaza de Dijon

¼ taza de aceite de linaza

4 cebolletas finamente picadas

2 cucharaditas de eneldo picado

¼ cucharadita de pimienta

3-4 tazas de pepinos

¼ de cucharadita de sal

Método

Combine todos los ingredientes en un tazón grande y mezcle bien hasta que todos los ingredientes estén incorporados, justo antes de servir. Servir inmediatamente.

¡Disfrutar!

Ensalada de espinacas con frutos rojos

Ingredientes

½ taza de fresas en rodajas

¼ taza de frambuesas

¼ taza de aderezo de frambuesa y nueces Newman's Own Light

¼ taza de arándanos

¼ taza de almendras picadas

4 tazas de espinacas

¼ taza de cebolla roja picada

Método

Coloque todos los ingredientes en un tazón grande y mezcle bien hasta que se incorporen todos los ingredientes. Refrigere durante la noche y sirva frío.

¡Disfrutar!

Ensalada tubular

Ingredientes

1 taza de trigo bulgur

1 cebolla finamente picada

4 cebolletas, picadas

Sal y pimienta para probar

2 tazas de hojas de perejil picadas

¼ taza de jugo de limón

2 tazas de agua hirviendo

2 tomates medianos, cortados en cubitos

¼ taza de aceite de oliva

1 taza de menta picada

Método

Hervir agua en una cacerola mediana. Retire del fuego, vierta la corneta, cubra con una tapa hermética y deje reposar durante 30 minutos. Escurrir el exceso de agua. Agregue los demás ingredientes y mezcle bien. Servir inmediatamente.

¡Disfrutar!

# Ensalada con aderezo de albahaca y mayonesa

Ingredientes

1/2 libra de tocino

½ taza de mayonesa

2 cucharadas. vinagre de vino tinto

¼ taza de albahaca finamente picada

1 cucharadita de pimienta negra molida

1 cucharada. aceite de colza

1 libra de lechuga romana: enjuague, seque y corte en trozos pequeños

¼ pinta de tomates cherry

Método

Coloque el tocino en una sartén grande y profunda. Cocine a fuego medio hasta que se dore uniformemente. En un tazón pequeño, agregue el tocino reservado, la mayonesa, la albahaca y el vinagre y mezcle. Cubrir y mantener a temperatura ambiente. Mezcle la lechuga romana, el tocino, los picatostes y los tomates en un tazón grande. Vierta el aderezo sobre la ensalada. Participar.

¡Disfrutar!

Ensalada César a la parrilla con cuchillo y tenedor

Ingredientes

1 baguette larga y delgada

¼ taza de aceite de oliva, dividido

2 dientes de ajo, cortados por la mitad

1 tomate pequeño

1 lechuga romana, sin hojas exteriores

Sal y pimienta molida gruesa al gusto

1 taza de aderezo para ensalada César, o al gusto

Rallar ½ taza de queso parmesano

Método

Precalentar la parrilla a fuego lento y engrasarla ligeramente. Corta la baguette en 4 rebanadas largas, de aproximadamente 1/2 pulgada de grosor. Cepille cada lado cortado finamente con aproximadamente la mitad del aceite de oliva. Ase las rebanadas de baguette en una parrilla precalentada hasta que estén ligeramente crujientes, 2-3 minutos por lado. Frote ambos lados de las rebanadas de baguette con el lado cortado del ajo y el lado cortado del tomate. Cepille los 2 lados cortados de los cuartos de lechuga romana con el aceite de oliva restante. Rocíe cada uno con aderezo César.

¡Disfrutar!

Ensalada romana de fresas I

Ingredientes:

1 cabeza de lechuga romana, enjuagada, secada y picada

2 manojos de espinacas, lavadas, secas y picadas

2 pintas de fresas, en rodajas

1 cebolla bermuda

½ taza de mayonesa

2 cucharadas. vinagre de vino blanco

1/3 taza de azúcar blanca

¼ taza de leche

2 cucharadas. Amapola

Método

En una ensaladera grande, combine la lechuga romana, las espinacas, las fresas y la cebolla en rodajas. Mezcle la mayonesa, el vinagre, el azúcar, la leche y las semillas de amapola en un frasco bien cerrado. Agitar bien y verter sobre la ensalada. Revuelva hasta cubrir uniformemente. Servir inmediatamente.

¡Disfrutar!

ensalada griega

Ingredientes:

1 lechuga romana seca

6 onzas de aceitunas negras sin hueso

1 pimiento verde, picado

1 cebolla roja en rodajas finas

6 cucharadas de aceite de oliva

1 pimiento rojo picado

2 tomates grandes, picados

1 pepino en rodajas

1 taza de queso feta desmenuzado

1 cucharadita de orégano seco

1 limón

Método

En una ensaladera grande, combine la lechuga romana, la cebolla, las aceitunas, el pimiento, el pepino, el tomate y el queso. Mezcla el aceite de oliva, el jugo de limón, el orégano y la pimienta negra. Vierta el aderezo sobre la ensalada, revuelva y sirva.

¡Disfrutar!

# Ensalada de queso feta de fresa

Ingredientes

1 taza de almendras picadas

2 dientes de ajo picado

1 cucharadita de miel 1 taza de aceite vegetal

1 cabeza de lechuga romana,

1 cucharadita de mostaza Dijon

¼ taza de vinagre de frambuesa

2 cucharadas. Vinagre balsámico

2 cucharadas. azúcar morena

1 pinta de fresas, en rodajas

1 taza de queso feta desmenuzado

Método

Caliente el aceite en una sartén a fuego medio-alto, cocine las almendras, revolviendo frecuentemente, hasta que estén ligeramente tostadas. Alejar del calor. Prepara el aderezo mezclando vinagre balsámico, azúcar morena y aceite vegetal en un bol. En un tazón grande, mezcle las almendras, el queso feta y la lechuga romana. Rocíe la ensalada con el aderezo justo antes de servir.

¡Disfrutar!

ensalada de carne

Ingredientes

1 kilo de lomo de res

1/3 taza de aceite de oliva

3 cucharadas de vinagre de vino tinto

2 cucharadas. Jugo de limon

1 diente de ajo picado

½ cucharadita de sal

1/8 cucharadita de pimienta negra

1 cucharadita de salsa Worcestershire

1 zanahoria en rodajas

½ taza de cebolla roja picada

¼ taza de aceitunas morrones verdes rellenas rebanadas

Método

Precaliente la parrilla a fuego alto. Coloque el bistec en la parrilla y cocine durante 5 minutos por cada lado. Retire del fuego y deje enfriar. En un tazón pequeño, mezcle el aceite de oliva, el vinagre, el jugo de limón, el ajo, la sal, la pimienta y la salsa Worcestershire. Agrega el queso. Después de eso, cubra y refrigere el aderezo. Vierta el aderezo sobre el bistec justo antes de servir. Servido con pan francés crujiente a la parrilla.

¡Disfrutar!

## Ensalada de mandarina y almendras

Ingredientes:

1 lechuga romana

11 onzas de mandarinas, escurridas

6 cebollas verdes, en rodajas finas

½ taza de aceite de oliva 1 cda. azucar blanca

1 cucharadita de hojuelas de pimiento rojo triturado

2 cucharadas. azucar blanca

½ taza de almendras rebanadas

¼ taza de vinagre de vino tinto

pimienta negra molida al gusto

Método

En un tazón grande, combine la lechuga romana, las naranjas y las cebolletas. En una cacerola, agregue el azúcar y revuelva hasta que el azúcar comience a derretirse. Revuelva constantemente. Agregue las almendras y revuelva hasta que estén cubiertas. Coloca las almendras en un plato y déjalas enfriar. Mezclar aceite de oliva, vinagre de vino tinto, una cucharada. azúcar, hojuelas de pimiento rojo y pimienta negra en un frasco bien cerrado con una tapa. Antes de servir, vierta el aderezo para ensaladas sobre la ensalada hasta que esté cubierta. Colocar en un bol y servir espolvoreado con almendras garrapiñadas. Servir inmediatamente.

¡Disfrutar!

# Ensalada tropical con vinagreta de piña

Ingredientes

6 rebanadas de tocino

¼ taza de jugo de piña

3 cucharadas de vinagre de vino tinto

¼ taza de aceite de oliva

pimienta negra recién molida al gusto

Sal al gusto

Paquete de 10 oz de lechuga romana rallada

1 taza de piña cortada en cubitos

½ taza de nueces de macadamia picadas y tostadas

3 cebollas verdes, picadas

¼ taza de coco rallado tostado

Método

Coloque el tocino en una sartén grande y profunda. Cocine a fuego medio-alto hasta que se dore uniformemente, aproximadamente 10 minutos. Escurrir y desmenuzar el tocino. Mezcla el jugo de piña, el vinagre de vino tinto, el aceite, la pimienta y la sal en un frasco con tapa. Cubrir para mezclar bien. Mezclar los demás ingredientes y agregar el aderezo. Adorne con hojuelas de coco tostado. Servir inmediatamente.

¡Disfrutar!

ensaladera californiana

Ingredientes:

1 aguacate, pelado y sin hueso

1 cucharada. Jugo de limon

½ taza de mayonesa

¼ de cucharadita de salsa picante

¼ taza de aceite de oliva

1 diente de ajo picado

½ cucharadita de sal

1 cabeza de lechuga romana

3 onzas de queso cheddar, rallado

2 tomates cortados en cubitos

2 cebollas verdes finamente picadas

¼ aceitunas verdes sin hueso

1 taza de chips de maíz triturados gruesos

Método

En una licuadora, combine todo el jugo de limón, los ingredientes del aguacate, la mayonesa, el aceite de oliva, la salsa picante, el ajo y la sal. Continúe procesando hasta que quede suave. Combine el queso cheddar, la lechuga romana, los tomates y el aguacate en un tazón grande y vierta el aderezo justo antes de servir.

¡Disfrutar!

# Ensalada clásica tostada

Ingredientes:

1 taza de almendras fileteadas blanqueadas

2 cucharadas. sésamo

1 lechuga romana, picada

1 lechuga roja, picada

Paquete de 8 oz de queso feta desmenuzado

4 onzas de aceitunas negras en rodajas

1 taza de tomates cherry, cortados a la mitad

1 cebolla roja cortada por la mitad y en rodajas finas

6 champiñones, en rodajas

¼ taza de queso romano rallado

Tarro de 8 oz de aderezo italiano para ensaladas

Método

Caliente una sartén grande a fuego medio-alto. Ponga las almendras en la sartén y cocine. Cuando las almendras comiencen a despedir un aroma, agregue las semillas de sésamo mientras revuelve con frecuencia. Cocine por 1 minuto más o hasta que las semillas estén doradas. En una ensaladera grande, mezcle la ensalada con aceitunas bien mezcladas, queso feta, champiñones, almendras, tomates, semillas de sésamo, cebollas y queso romano. Al servir, agregue el aderezo italiano y revuelva.

¡Disfrutar!

ensalada de espinacas y moras

Ingredientes

3 tazas de espinacas tiernas, lavadas y escurridas

1 pinta de moras frescas

1 pinta de tomates cherry

1 cebolla verde en rodajas

¼ taza de nueces finamente picadas

6 onzas de queso feta, desmenuzado

½ taza de flores comestibles

Elección de aderezo de tocino o vinagre balsámico

Método

Agregue las espinacas tiernas, las moras, los tomates cherry, las cebollas verdes y las nueces. Agregue el queso y mezcle nuevamente. Esta ensalada sabe bien; con o sin aderezo para ensaladas. Si desea agregar un aderezo, use su elección de aderezo de tocino o mucho vinagre balsámico. Antes de servir, decora la parte superior con cualquier flor comestible.

¡Disfrutar!

## Ensalada de verduras con queso suizo

Ingredientes

1 taza de cebolla verde, en rodajas

1 taza de apio, en rodajas

1 taza de pimientos verdes

1 taza de aceitunas rellenas de pimiento

6 tazas de lechuga picada

1/3 taza de aceite vegetal

2 tazas de queso suizo rallado

2 cucharadas. vinagre de vino tinto

1 cucharada. mostaza de Dijon

Sal y pimienta para probar

Método

Combine las aceitunas, la cebolla, el apio y el pimiento verde en una ensaladera y mezcle bien. En un tazón pequeño, mezcle el aceite, la mostaza y el vinagre. Sazone el aderezo con sal y pimienta. Vierta el aderezo sobre las verduras. Póngalo en el refrigerador durante la noche o durante varias horas. Antes de servir, cubra el plato con hojas de ensalada. Mezclar el queso con las verduras. Coloque la ensalada encima de la ensalada. Ponemos queso rallado encima. Servir inmediatamente.

¡Disfrutar!

## Ensalada de zanahoria salada

Ingredientes

2 kilos de zanahorias, peladas y cortadas en rodajas finas en forma diagonal

½ taza de hojuelas de almendras

1/3 taza de arándanos secos

2 tazas de rúcula

2 dientes de ajo, finamente picados

1 paquete de queso azul danés se desmorona

1 cucharada. vinagre de limon

¼ taza de aceite de oliva virgen extra

1 cucharadita de miel

1-2 pizcas de pimienta negra recién molida

Sal al gusto

Método

Mezclar las zanahorias, el ajo y las almendras en un bol. Añadir un poco de aceite de oliva y mezclar bien. Añadir sal y pimienta al gusto. Transfiera la mezcla a una bandeja para hornear y hornee en un horno precalentado a 400 F o 200 C durante 30 minutos. Sácalos cuando los bordes estén dorados y déjalos enfriar. Transfiera la mezcla de zanahoria a un tazón. Agregue la miel, el vinagre, los arándanos y el queso y mezcle bien. Agregue la rúcula y sirva de inmediato.

¡Disfrutar!

Ensalada de verduras en escabeche

Ingredientes

1 lata de guisantes, escurrida

1 lata de judías verdes francesas, escurridas

1 lata de elote blanco o cinta de zapatos, escurrida

1 cebolla mediana, finamente rebanada

¾ taza de apio finamente picado

2 cucharadas. pimiento picado

½ taza de vinagre de vino blanco

½ taza de aceite vegetal

¾ taza de azúcar

½ cucharadita de pimienta ½ cucharadita. Sal

Método

Tome un tazón grande y mezcle los guisantes, los granos y los frijoles. Agregue el apio, la cebolla y el pimiento y mezcle bien. Coge una sartén. Agregue todos los demás ingredientes y cocine a fuego lento. Revuelva constantemente hasta que el azúcar se disuelva. Verter la salsa sobre la mezcla de verduras. Cubra el recipiente con una tapa y refrigere durante la noche. Puedes guardarlo en el refrigerador por varios días. Servir frío.

¡Disfrutar!

Ensalada de maíz frito colorido

Ingredientes

8 hojas de maíz frescas 1 pimiento rojo cortado en cubitos

1 pimiento verde, cortado en cubitos

1 cebolla roja finamente picada

1 taza de cilantro fresco picado

½ taza de aceite de oliva

4 dientes de ajo machacados y luego picados

3 limas

1 cucharadita de azúcar blanca

Sal y pimienta para probar

1 cucharada. salsa picante

Método

Tome una olla grande y ponga el maíz en ella. Vierta agua y remoje el maíz durante 15 minutos. Retire las sedas de la hoja de maíz y reserve. Toma una parrilla y caliéntala a fuego alto. Coloca los elotes en la parrilla y cocina por 20 minutos. Darles la vuelta de vez en cuando. Dejar enfriar y desechar las hojas. Tome una licuadora, vierta el aceite de oliva, el jugo de limón y la salsa picante y gire. Agregue el cilantro, el ajo, el azúcar, la sal y la pimienta. Mezclar para hacer una mezcla suave. Espolvorea el maíz por encima. Servir inmediatamente.

¡Disfrutar!

pepino cremoso

Ingredientes

3 pepinos, pelados y en rodajas finas

1 cebolla finamente picada

2 tazas de agua

¾ taza de crema batida espesa

¼ taza de vinagre de sidra de manzana

perejil fresco picado, opcional

¼ de taza) de azúcar

½ cucharadita de sal

Método

Agregue agua y sal el pepino y la cebolla, deje en remojo durante al menos 1 hora. Escurrir el exceso de agua. Batir la nata y el vinagre en un bol hasta que quede suave. Agregue el pepino en escabeche y la cebolla. Mezcle bien para cubrir uniformemente. Ponlo en la nevera durante unas horas. Espolvorear con perejil antes de servir.

¡Disfrutar!

Ensalada de tomate y champiñones marinados

Ingredientes

12 onzas de tomates cherry, cortados a la mitad

1 paquete de champiñones frescos

2 cebollas verdes en rodajas

¼ taza de vinagre balsámico

1/3 taza de aceite vegetal

1 ½ cucharadita azucar blanca

½ cucharadita de pimienta negra

½ cucharadita de sal

½ taza de albahaca fresca picada

Método

En un tazón, mezcle el vinagre balsámico, el aceite, la pimienta, la sal y el azúcar hasta que quede suave. Tome otro tazón grande y mezcle los tomates, las cebollas, los champiñones y la albahaca. Mezclar bien. Agregue el aderezo y cubra las verduras de manera uniforme. Cubra el recipiente y refrigere durante 3-5 horas. Servir frío.

¡Disfrutar!

ensalada de frijoles

Ingredientes

1 lata de frijoles rojos, enjuagados y escurridos

1 lata de garbanzos o garbanzos, enjuagados y escurridos

1 lata de judías verdes

1 lata de frijoles, escurridos

¼ taza de pimientos verdes cortados en juliana

8 cebollas verdes, en rodajas

½ taza de vinagre de sidra de manzana

¼ taza de aceite de canola

¾ taza de azúcar

½ cucharadita de sal

Método

Combine los frijoles en un tazón grande. Agregue pimientos verdes y cebollas a los frijoles. En un frasco tapado, mezcle el vinagre de sidra de manzana, el azúcar, el aceite y la sal para hacer un aderezo suave. Permita que el azúcar se disuelva completamente en el aderezo. Vierta sobre la mezcla de frijoles y mezcle bien. Cubra la mezcla y refrigere durante la noche.

¡Disfrutar!

Ensalada de remolacha con ajo

Ingredientes

6 remolachas, hervidas, peladas y en rodajas

3 cucharadas de aceite de oliva

2 cucharadas. vinagre de vino tinto

2 dientes de ajo

Sal al gusto

Una rodaja de cebolla verde, un poco para decorar

Método

Mezclar todos los ingredientes en un bol y mezclar bien. Servir inmediatamente.

¡Disfrutar!

## Maíz en escabeche

Ingredientes

1 taza de maíz congelado

2 cebollas verdes, en rodajas finas

1 cucharada. pimiento verde picado

1 hoja de lechuga, opcional

¼ taza de mayonesa

2 cucharadas. Jugo de limon

¾ cucharadita de mostaza molida

¼ de cucharadita de azúcar

1-2 pizcas de pimienta recién molida

Método

En un tazón grande, mezcle la mayonesa con jugo de limón, mostaza seca y azúcar. Batir hasta que quede suave. Agregue el maíz, el pimiento verde y la cebolla a la mayonesa. Sazona la mezcla son sal y pimienta. Cubra y refrigere durante la noche o al menos 4-5 horas. Antes de servir, cubra el plato con lechuga y coloque la lechuga encima.

¡Disfrutar!

ensalada de guisantes

Ingredientes

8 rebanadas de tocino

1 paquete de guisantes congelados, descongelados y escurridos

½ taza de apio picado

½ taza de cebollas verdes picadas

2/3 taza de crema agria

1 taza de anacardos picados

Sal y pimienta para probar

Método

Coloque el tocino en una sartén grande y cocine a fuego medio-medio hasta que se dore por ambos lados. Escurra el exceso de aceite con una toalla de papel y desmenuce el tocino. Poner a un lado. Combine el apio, los guisantes, las cebolletas y la crema agria en un tazón mediano. Mezclar bien con manos suaves. Agregue anacardos y tocino a la ensalada justo antes de servir. Servir inmediatamente.

¡Disfrutar!

ensalada de nabo

Ingredientes

¼ taza de pimiento rojo dulce, picado

4 tazas de nabos pelados y rallados

¼ taza de cebollas verdes

¼ taza de mayonesa

1 cucharada. Vinagre

2 cucharadas. Azúcar

¼ cucharadita de pimienta

¼ de cucharadita de sal

Método

Consigamos un cuenco. Mezclar el pimiento rojo, la cebolla y mezclar. Tome otro tazón para hacer el aderezo. Mezclar la mayonesa, el vinagre, el azúcar, la sal y la pimienta y batir bien. Vierta la mezcla sobre las verduras y mezcle bien. Tome el colinabo en un tazón, agregue esta mezcla a los nabos y mezcle bien. Coloque las verduras en el refrigerador durante la noche o durante varias horas. Más adobos contienen más sabor. Servir frío.

¡Disfrutar!

Ensalada de manzana y aguacate

Ingredientes

1 paquete de verduras tiernas

¼ taza de cebolla roja picada

½ taza de nueces picadas

1/3 taza de queso azul desmenuzado

2 cucharaditas de limón rallado

1 manzana, pelada, sin corazón y en rodajas

1 aguacate, pelado, sin hueso y cortado en cubitos

4 mandarinas, jugo

½ limón, exprimido

1 diente de ajo picado

2 cucharadas. Salpimienta el aceite de oliva al gusto.

Método

Mezcle las verduras tiernas, las nueces, la cebolla roja, el queso azul y la ralladura de limón en un tazón. Mezcle bien la mezcla. Batir enérgicamente el jugo de mandarina, la cáscara de limón, el jugo de limón, el ajo picado y el aceite de oliva. Sazone la mezcla con sal. Verter sobre la ensalada y mezclar. Agregue la manzana y el aguacate al tazón y revuelva justo antes de servir la ensalada.

¡Disfrutar!

Ensalada de maíz, frijoles, cebollas

Ingredientes

1 lata de maíz entero, lavado y escurrido

1 lata de guisantes baby, lavados y escurridos

1 lata de judías verdes, escurridas

1 frasco de pimiento morrón, escurrido

1 taza de apio finamente picado

1 cebolla finamente picada

1 pimiento verde finamente picado

1 taza de azúcar

½ taza de vinagre de sidra de manzana

½ taza de aceite de canola

1 cucharadita de sal

½ cucharadita de pimienta

Método

Tome una ensaladera grande y mezcle la cebolla, el pimiento verde y el apio. Poner a un lado. Vierta el vinagre, el aceite, el azúcar, la sal y la pimienta en una cacerola y lleve a ebullición. Retire del fuego y deje que la mezcla se enfríe. Espolvorea con las verduras y revuelve bien para cubrir uniformemente. Refrigere por unas horas o toda la noche. Servir frío.

¡Disfrutar!

# Ensalada italiana de verduras

## Ingredientes

1 lata de corazones de alcachofa, escurridos y cortados en cuartos

5 tazas de lechuga romana, enjuagada, seca y picada

1 pimiento rojo cortado en tiras

1 zanahoria 1 cebolla roja, en rodajas finas

¼ taza de aceitunas negras

¼ taza de aceitunas verdes

½ pepino

2 cucharadas. queso romano rallado

1 cucharadita de tomillo fresco picado

½ taza de aceite de canola

1/3 taza de vinagre de estragón

1 cucharada. azucar blanca

½ cucharadita de mostaza seca

2 dientes de ajo, finamente picados

Método

Tome un recipiente mediano con una tapa hermética. Vierta el aceite de canola, el vinagre, la mostaza seca, el azúcar, el tomillo y el ajo. Tape la olla y revuelva vigorosamente para obtener una mezcla suave. Pasar la mezcla a un bol y colocar los corazones de alcachofas dentro. Coloque en el refrigerador y deje marinar durante la noche. Tome un tazón grande y mezcle la lechuga, la zanahoria, el pimiento rojo, la cebolla roja, la aceituna, el pepino y el queso. Mezclar con cuidado. Agregue sal y pimienta para sazonar. Mezclar con las alcachofas. Déjalo marinar durante cuatro horas. Servir frío.

¡Disfrutar!

## Ensalada de pasta con mariscos

Ingredientes

1 paquete de pasta tricolor

3 tallos de apio

1 kilo de carne de cangrejo de imitación

1 taza de guisantes congelados

1 taza de mayonesa

½ cucharada azucar blanca

2 cucharadas. vinagre blanco

3 cucharadas de leche

1 cucharadita de sal

¼ cucharadita de pimienta negra

Método

Hierva una olla grande de agua con sal, agregue la pasta y cocine por 10 minutos. Cuando la pasta haya hervido, añade los guisantes y la carne de cangrejo. Mezcle los otros ingredientes mencionados en un tazón grande y reserve por un tiempo. Mezclar los guisantes, la carne de cangrejo y la pasta. Servir inmediatamente.

¡Disfrutar!

## Ensalada de verduras a la parrilla

Ingredientes

1 kilo de espárragos frescos, en rodajas

2 calabacines, cortados por la mitad a lo largo y sin los extremos

2 calabazas amarillas

1 cebolla roja grande, en rodajas

2 pimientos rojos, partidos por la mitad y sin semillas

½ taza de aceite de oliva virgen extra

¼ taza de vinagre de vino tinto

1 cucharada. mostaza de Dijon

1 diente de ajo picado

Sal y pimienta negra molida al gusto

Método

Las verduras se calientan y asan durante 15 minutos, luego se retiran de la parrilla y se cortan en cubos pequeños. Agrega el resto de los ingredientes y mezcla la ensalada para que se mezclen bien todas las especias. Servir inmediatamente.

¡Disfrutar!

Deliciosa ensalada de maíz de verano

Ingredientes

6 mazorcas de elote peladas y completamente limpias

3 tomates grandes, picados

1 cebolla grande finamente picada

¼ taza de albahaca fresca picada

¼ taza de aceite de oliva

2 cucharadas. vinagre blanco

Sal pimienta

Método

Tome una olla grande, vierta agua y sal y deje hervir. Cocine el maíz en agua hirviendo, luego agregue todos los ingredientes enumerados. Mezcle bien la mezcla y refrigere. Servir frío.

¡¡Disfrutar!!

Ensalada de guisantes crujientes de caramelo

Ingredientes

8 rebanadas de tocino

1 paquete de guisantes liofilizados

½ taza de apio picado

½ taza de cebollas verdes picadas

2/3 taza de crema agria

1 taza de anacardos picados

Añadir sal y pimienta al gusto

Método

Freír el tocino en una sartén a fuego medio hasta que se dore. Mezclar todos los demás ingredientes excepto los anacardos en un bol. Finalmente, agregue el tocino y los anacardos encima de la mezcla. Mezclar bien y servir de inmediato.

¡Disfrutar!

## Ensalada mágica de alubias negras

Ingredientes

1 lata de frijoles negros, enjuagados y escurridos

2 cajas de granos de maíz secos

8 cebollas verdes, finamente picadas

2 chiles jalapeños, picados y sin semillas

1 pimiento verde, picado

1 aguacate, pelado, sin hueso y cortado en cubitos.

1 bote de pimentón

3 tomates, sin corazón y picados

1 taza de cilantro fresco picado

Zumo de 1 lima

½ taza de aderezo italiano para ensaladas

½ cucharadita de sal de ajo

Método

Tome un tazón grande y ponga todos los ingredientes en él. Revuelva bien para combinar bien. Servir inmediatamente.

¡Disfrutar!

deliciosa ensalada griega

Ingredientes

3 tomates maduros grandes, picados

2 pepinos, pelados y picados

1 cebolla roja pequeña finamente picada

¼ taza de aceite de oliva

4 cucharaditas de jugo de limón

½ cucharadita de orégano seco

Sal y pimienta para probar

1 taza de queso feta desmenuzado

6 aceitunas negras griegas, sin hueso y rebanadas

Método

Tome un tazón mediano, mezcle bien el tomate, el pepino y la cebolla y déjelo reposar durante cinco minutos. Espolvorea con aceite, jugo de limón, orégano, sal, pimienta, queso feta y aceitunas. Mezclar y servir de inmediato.

¡¡Disfrutar!!

Increíble ensalada de pepino tailandés

Ingredientes

3 pepinos grandes, pelados, cortados en rodajas de ¼ de pulgada, sin semillas

1 cucharada. Sal

½ taza de azúcar blanca

½ taza de vinagre de vino de arroz

2 chiles jalapeños, picados

¼ taza de cilantro picado

½ taza de maní picado

Método

Combine todos los ingredientes en un tazón grande y mezcle bien. Sazonar al gusto y servir frío.

¡Disfrutar!

Ensalada de tomate y albahaca con alto contenido en proteínas

Ingredientes

4 tomates maduros grandes, en rodajas

1 libra de queso mozzarella fresco en rebanadas

1/3 taza de albahaca fresca

3 cucharadas de aceite de oliva virgen extra

sal marina fina

pimienta negra recién molida

Método

En un plato, coloque alternativamente rodajas de tomate y mozzarella encima. Por último, añadimos un poco de aceite de oliva, sal fina y pimienta. Servir fresco, espolvoreado con hojas de albahaca.

¡Disfrutar!

Ensalada rápida de pepino y aguacate

Ingredientes

2 pepinos en cubitos medianos

2 aguacates cortados en cubitos

4 cucharadas de cilantro fresco picado

1 diente de ajo picado

2 cucharadas. cebolla verde picada

¼ cucharadita de sal

Pimienta negra

¼ limón grande

1 lima

Método

Tome el pepino, el aguacate y el cilantro y mezcle bien. Finalmente, agregue la pimienta, el limón, la lima, la cebolla y el ajo. revuelva bien Sirva inmediatamente.

¡Disfrutar!

## Deliciosa Ensalada De Tomate Y Orzo Feta

Ingredientes

1 taza de pasta orzo cruda

¼ taza de aceitunas verdes sin hueso

1 taza de queso feta cortado en cubitos

3 cucharadas de Presley fresco picado

1 tomate maduro, picado

¼ taza de aceite de oliva virgen extra

¼ taza de jugo de limón

Sal pimienta

Método

Cocine el orzo de acuerdo con las instrucciones del fabricante. Coge un bol y mezcla bien el orzo, las aceitunas, el perejil, el eneldo y los tomates. Finalmente, agregue sal y pimienta y queso feta encima. Servir inmediatamente.

¡Disfrutar!

Ensalada inglesa de pepino y tomate

Ingredientes

8 tomates roma o ciruela

1 pepino inglés, pelado y cortado en cubitos

1 taza de jícama, pelada y picada

1 pimiento amarillo pequeño

½ taza de cebolla roja, picada

3 cucharadas de jugo de limón

3 cucharadas de aceite de oliva virgen extra

1 cucharada. perejil seco

1-2 pizcas de pimienta

Método

Combine los tomates, el pimiento, el pepino, la jícama y la cebolla roja en un tazón. Mezclar bien. Vierta el aceite de oliva, el jugo de limón y cubra la mezcla. Espolvorear con perejil y mezclar. Condimentar con sal y pimienta. Servir inmediatamente o frío.

¡Disfrutar!

Ensalada de berenjenas de la abuela

Ingredientes

1 berenjena

4 tomates, cortados en cubitos

3 huevos duros, cortados en cubitos

1 cebolla finamente picada

½ taza de aderezo para ensalada francés

½ cucharadita de pimienta

Sal, para sazonar, opcional

Método

Lava la berenjena y córtala por la mitad a lo largo. Tome una bandeja para hornear y engrásela con aceite de oliva. Coloque las berenjenas con el lado cortado hacia abajo en la fuente engrasada. Hornee durante 30-40 minutos a 350 grados. Sácalo y déjalo enfriar. Pelar la berenjena. Córtalos en cubos pequeños. Tome un tazón grande y ponga la berenjena en él. Agregue la cebolla, el tomate, el huevo, el aderezo, la pimienta y la sal. Mezclar bien. Refrigera por al menos 1 hora y sirve.

¡Disfrutar!

Ensalada de zanahoria, tocino y brócoli

Ingredientes

2 cabezas de brócoli fresco, picado

1/2 libra de tocino

1 manojo de cebollas verdes, picadas

½ taza de zanahorias ralladas

½ taza de pasas, opcional

1 taza de mayonesa

½ taza de vinagre blanco destilado

1-2 pizcas de pimienta

Sal al gusto

Método

Fríe el tocino en una sartén grande y profunda a fuego medio-alto. Escurrir y desmenuzar. En un tazón grande, combine el brócoli, las cebollas verdes, las zanahorias y el tocino. Agregue sal y pimienta. Mezclar bien. Tome un tazón o recipiente pequeño y agregue la mayonesa y el vinagre y mezcle. Vierta el aderezo sobre la mezcla de vegetales. Cubra las verduras con las manos suaves. Refrigera por al menos 1 hora y sirve.

¡Disfrutar!

Ensalada de pepino y tomate con crema agria

Ingredientes

3-4 pepinos, pelados y en rodajas

2 hojas de ensalada, para decorar, opcional

5-7 rodajas de tomate,

1 cebolla, finamente cortada en aros

1 cucharada. cebollino picado

½ taza de crema agria

2 cucharadas. vinagre blanco

½ cucharadita de semillas de eneldo

¼ cucharadita de pimienta

una pizca de azúcar

1 cucharadita de sal

Método

Coloque las rodajas de pepino en un tazón y espolvoree con sal. Marinar en el refrigerador durante 3-4 horas. Saca el pepino y lávalo. Escurra todo el líquido y transfiéralo a una ensaladera grande. Añadir la cebolla y reservar. Tome un tazón pequeño y mezcle el vinagre, la crema agria, las cebolletas, las semillas de eneldo, la pimienta y el azúcar. Bate la mezcla y viértela sobre la mezcla de pepino. Mezclar con cuidado. Disponer bien el plato con la lechuga y los tomates. Servir inmediatamente.

¡Disfrutar!

Ensalada de tortellini con sabor a tomate

Ingredientes

1 kilo de pasta tortellini arcoíris

3 tomates ciruela cortados por la mitad

3 onzas de salami duro, cortado en cubitos

2/3 taza de apio en rodajas

¼ taza de aceitunas negras rebanadas

½ taza de pimiento rojo

1 cucharada. Cebolla roja, picada

1 cucharada. Salsa de tomate

1 diente de ajo picado

3 cucharadas de vinagre de vino tinto

3 cucharadas de vinagre balsámico

2 cucharaditas de mostaza Dijon

1 cucharadita de miel

1/3 taza de aceite de oliva

1/3 taza de aceite vegetal

¾ taza de queso provolone rallado

¼ taza de perejil fresco picado

1 cucharadita de romero fresco picado

1 cucharada. Jugo de limon

Pimienta y sal al gusto

Método

Cocine la pasta de acuerdo con las instrucciones del paquete. Verter sobre agua fría y escurrir. Poner a un lado. Asa los tomates en una brocheta hasta que la piel esté parcialmente ennegrecida. Ahora procesa los tomates en la licuadora. Agregue la pasta de tomate, los vinagres, el ajo, la miel y la mostaza y mezcle nuevamente. Agregue gradualmente el aceite de oliva y el aceite vegetal y mezcle hasta que quede suave. Agregue sal y pimienta. Mezcla la pasta con todas las verduras, las hierbas, el salami y el jugo de limón en un tazón. Vierta el aderezo y mezcle bien. Participar.

¡Disfrutar!

## Brócoli y tocino con aderezo de mayonesa

Ingredientes

1 manojo de brócoli cortado en floretes

½ cebolla roja pequeña, finamente picada

1 taza de queso mozzarella rallado

8 tiras de tocino, cocidas y desmoronadas

½ taza de mayonesa

1 cucharada. vinagre de vino blanco

¼ de taza) de azúcar

Método

Coloque el brócoli, el tocino cocido, la cebolla y el queso en una ensaladera grande. Mezclar suavemente con las manos. Cubrir y reservar. Mezcla la mayonesa, el vinagre y el azúcar en un tazón pequeño. Revuelve constantemente hasta que el azúcar se derrita y obtengas una mezcla suave. Vierta el aderezo sobre la mezcla de brócoli y cubra uniformemente. Servir inmediatamente.

¡Disfrutar!

Ensalada de pollo con crema de pepino

Ingredientes

2 latas de piezas de pollo, escurridas de jugos

1 taza de uvas verdes sin semillas partidas a la mitad

½ taza de nueces o almendras molidas

½ taza de apio picado

1 lata de mandarinas, escurridas

¾ taza de aderezo cremoso para ensalada de pepino

Método

Tome una ensaladera grande y profunda. Agrega el pollo, el apio, las uvas, las naranjas y tu elección de nueces o almendras. Mezclar con cuidado. Agregue el aderezo para ensalada de pepino. Extienda la mezcla de pollo y verduras de manera uniforme con el aderezo cremoso. Servir inmediatamente.

¡Disfrutar!

## Verduras con aderezo de rábano picante

Ingredientes

¾ taza de floretes de coliflor

¼ taza de pepino

¼ taza de tomates sin semillas, picados

2 cucharadas. rábanos en rodajas

1 cucharada. Cebolla verde en rodajas

2 cucharadas. Apio en cubitos

¼ taza de queso americano cortado en cubitos

Para el Aliño:

2 cucharadas. Mayonesa

1-2 cucharadas de azúcar

1 cucharada. rábano picante preparado

1/8 cucharadita de pimienta

¼ de cucharadita de sal

Método

Combine la coliflor, el pepino, el tomate, el apio, el rábano, la cebolla verde y el queso en un tazón grande. Poner a un lado. Consigamos un tazón pequeño. Mezcla la mayonesa, el azúcar y el rábano picante hasta que el azúcar se derrita y obtengas una mezcla suave. Vierta el aderezo sobre las verduras y mezcle bien. Refrigere durante 1-2 horas. Servir frío.

¡Disfrutar!

Ensalada de guisantes dulces y pasta

Ingredientes

1 taza de macarrones

2 tazas de guisantes congelados

3 huevos

3 cebollas verdes, picadas

2 tallos de apio, picados

¼ taza de aderezo ranch para ensaladas

1 cucharadita de azúcar blanca

2 cucharaditas de vinagre de vino blanco

2 pepinillos dulces

1 taza de queso cheddar rallado

¼ de pimienta negra recién molida

Método

Cuece la pasta en agua hirviendo. Añade una pizca de sal. Cuando esté listo, enjuague con agua fría y escurra. Toma una cacerola y llénala con agua fría. Añadir el huevo y llevar a ebullición. Retirar del fuego y tapar. Deja los huevos en agua tibia durante 10-15 minutos. Retire los huevos del agua tibia y déjelos enfriar. Quitar la piel y cortar en trozos. Tome un tazón pequeño y mezcle el aderezo para ensaladas, el vinagre y el azúcar. Bate bien, sazona con sal y pimienta negra recién molida. Mezclar la pasta, el huevo, las verduras y el queso. Vierta el aderezo y mezcle. Servir frío.

¡Disfrutar!

## ensalada de pimientos de colores

Ingredientes

1 pimiento verde, encogido

1 pimiento dulce amarillo, encogido

1 pimiento rojo dulce, encogido

1 pimiento morado, encogido

1 cebolla roja, encogida

1/3 taza de vinagre

¼ taza de aceite de canola

1 cucharada. Azúcar

1 cucharada. albahaca fresca picada

¼ de cucharadita de sal

una pizca de pimienta

Método

Tome un tazón grande, mezcle todos los pimientos y mezcle bien. Agregue la cebolla y mezcle nuevamente. Tome otro tazón y mezcle el resto de los ingredientes y mezcle la mezcla vigorosamente. Vierta el aderezo sobre la mezcla de pimiento y cebolla. Mezcle bien para cubrir las verduras. Cubra la mezcla y refrigere durante la noche. Servir frío.

¡Disfrutar!

Ensalada de pollo, tomates secos y piñones con queso

Ingredientes

1 hogaza de pan italiano, cortado en cubos

8 tiras de pollo a la parrilla

½ taza de piñones

1 taza de tomates secados al sol

4 cebollas verdes, cortadas en trozos de 1/2 pulgada

2 paquetes de hojas de ensalada mixta

3 cucharadas de aceite de oliva virgen extra

½ cucharadita de sal

½ cucharadita de pimienta negra recién molida

1 cucharadita de ajo en polvo

8 onzas de queso feta, desmenuzado

1 taza de vinagreta balsámica

Método

Mezclar el pan italiano y el aceite de oliva. Sazone con sal, ajo en polvo y sal. Disponer la mezcla en una sola capa en un molde engrasado de 9x13 pulgadas. Coloque en una parrilla precalentada y cocine hasta que estén doradas y tostadas. Sácalo y déjalo enfriar. Disponer los piñones en una placa de horno forrada con papel de horno y colocarlos en la rejilla inferior del horno y tostarlos con cuidado. Vierta agua caliente en un tazón pequeño y remoje los tomates secados al sol hasta que estén suaves. Cortar los tomates en rodajas. En una ensaladera, mezcle todos los vegetales verdes; agregue los tomates, los piñones, los picatostes, el pollo asado, la vinagreta y el queso. Mezclar bien. Participar.

¡Disfrutar!

## Ensalada de tomate y mozzarella

Ingredientes

¼ taza de vinagre de vino tinto

1 diente de ajo picado

2/3 taza de aceite de oliva

1 pinta de tomates cherry partidos por la mitad

1 ½ tazas de queso mozzarella semidesnatado cortado en cubitos

¼ taza de cebolla picada

3 cucharadas de albahaca fresca picada

Pimienta al gusto

½ cucharadita de sal

Método

Toma un tazón pequeño. Agregue el vinagre, el ajo picado, la sal y la pimienta y revuelva hasta que la sal se disuelva. Agregue el aceite y revuelva la mezcla hasta que quede suave. Agregue los tomates, el queso, la cebolla y la albahaca a un tazón grande y mezcle suavemente con las manos. Agregue el aderezo y mezcle bien. Cubra el recipiente y póngalo en el refrigerador durante 1-2 horas. Revuelva ocasionalmente. Servir frío.

¡Disfrutar!

ensalada picante de calabacín

Ingredientes

1 ½ cucharada sésamo

¼ taza de caldo de pollo

3 cucharadas de pasta de miso

2 cucharadas. Salsa de soja

1 cucharada. Vinagre de arroz

1 cucharada. jugo de limon verde

½ cucharadita de salsa de chile tailandés

2 cucharaditas de azúcar moreno

½ taza de cebollas verdes picadas

¼ taza de cilantro picado

6 bollos de calabacín

2 hojas de nori cortadas en rodajas finas

2 cucharadas. almendra plateada

Método

Coloque las semillas de sésamo en una sartén y coloque a fuego medio. Cocine por 5 minutos. Revuelva constantemente. Freír ligeramente.

Combine el caldo de pollo, la salsa de soya, la pasta de miso, el vinagre de arroz, el jugo de limón, el azúcar moreno, la salsa de chile, la cebolla verde y el cilantro en un tazón y mezcle para combinar. En una ensaladera grande, mezcle el calabacín y el aderezo para cubrir uniformemente. Espolvorea la parte superior del calabacín con semillas de sésamo tostadas, almendras y nori. Servir inmediatamente.

¡Disfrutar!

## Ensalada de tomate y espárragos

Ingredientes

1 libra de espárragos frescos, cortados en trozos de 1 pulgada

4 tomates cortados en rodajas

3 tazas de champiñones frescos, rebanados

1 pimiento verde, encogido

¼ taza de aceite vegetal

2 cucharadas. vinagre de limon

1 diente de ajo picado

1 cucharadita de estragón seco

¼ de cucharadita de salsa picante

¾ cucharadita de sal

¼ cucharadita de pimienta

Método

Ponga un poco de agua en una sartén y cocine los espárragos hasta que estén crujientes, unos 4-5 minutos. Escurrir y reservar. En una ensaladera grande, mezcle los champiñones con los tomates y los pimientos verdes. Mezclar todos los demás ingredientes en otro recipiente. Mezclar la mezcla de verduras con el aderezo. Mezcle bien, cubra y refrigere por 2-3 horas. Participar.

¡Disfrutar!

# Ensalada de pepino, cebolla y tomate

## Ingredientes

2 pepinos cortados por la mitad a lo largo, sin corazón y en rodajas

2/3 taza de cebolla roja, picada en trozos grandes

3 tomates, sin corazón y picados

½ taza de hojas de menta fresca picadas

1/3 taza de vinagre de vino tinto

1 cucharada. edulcorante granulado sin calorias

1 cucharadita de sal

3 cucharadas de aceite de oliva

una pizca de pimienta

Sal al gusto

Método

Combine el pepino, el edulcorante granulado, el vinagre y la sal en un tazón grande. Déjalo en remojo. Se debe dejar a temperatura ambiente por lo menos 1 hora para que se marine. Revuelve la mezcla de vez en cuando.

Agregue los tomates, las cebollas y la menta fresca picada. Mezclar bien.

Agregue aceite a la mezcla de pepino. Mezcle para cubrir uniformemente.

Añadir sal y pimienta al gusto. Servir frío.

¡Disfrutar!

Adas Salatas

(Ensalada Turca De Lentejas)

Ingredientes:

2 tazas de lentejas, limpias

4 tazas de agua

¼ taza de aceite de oliva

1 cebolla finamente picada

2-3 dientes de ajo, en rodajas

2 cucharaditas de comino molido

1-2 limones, solo jugo

1 manojo de perejil, en rodajas

Condimentar con sal y pimienta

2 tomates cortados en rodajas (opcional)

2 huevos, duros y cortados en cubitos (opcional)

Aceitunas negras, opcional

¼ taza de queso feta lácteo, opcional, desmenuzado o rebanado

Método

Agregue los frijoles y el agua a una olla grande y hierva a fuego medio-alto. Reduzca el fuego, cubra y cocine hasta que esté listo. No hornees demasiado. Escurrir y lavar con agua fría. Calentar el aceite de oliva en una sartén a fuego medio. Agregue la cebolla roja y saltee hasta que esté transparente. Añadir los dientes de ajo y el comino y freír durante otros 1-2 minutos. Coloque los frijoles en un plato grande y agregue la cebolla roja, el tomate y el huevo. Agregue el jugo de limón, el perejil, el almidón y la sal. Servir fresco, espolvoreado con queso.

¡Disfrutar!

ardilla

Ingredientes:

3 berenjenas medianas, cortadas por la mitad a lo largo

6-8 pimientos rojos

½ taza de aceite de oliva

3 cucharadas de vinagre o jugo de naranja puro recién exprimido

2-3 dientes de ajo, en rodajas

Condimentar con sal y pimienta

Método

Precaliente el horno a 475 grados F. Coloque la berenjena con el lado cortado hacia abajo en la bandeja para hornear cuidadosamente engrasada y ase hasta que los estilos estén ennegrecidos y la berenjena esté bien cocida, aproximadamente 20 minutos. Coloque en un plato grande y cocine a fuego lento tapado durante unos minutos. Coloca el pimiento dulce en la bandeja para hornear y ásalo en el horno, volteándolo, hasta que la piel se ennegrezca y el pimiento dulce esté suave, unos 20 minutos más. Transfiera a otro plato y cocine a fuego lento tapado durante unos minutos. Después de que las verduras limpias se hayan enfriado, retire la pulpa de la berenjena en un plato grande o en una licuadora y retire las otras partes. Picar el pimiento dulce y añadirlo a la berenjena. Triture la berenjena y el pimiento con un machacador de papas hasta que quede suave, pero todavía un poco grueso. Si usa una batidora, bata la combinación hasta obtener la textura deseada.

¡Disfrutar!

# Bakdoonsiyyeh

Ingredientes:

2 manojos de perejil italiano, en rodajas

¾ taza de tahini

¼ taza de jugo de limón

Sal al gusto

Agua

Método

Mezcle el tahini, el jugo de naranja recién exprimido y la sal hasta que quede suave en un tazón. Agregue una cucharada. o dos de agua si se puede hacer una salsa espesa. Sazone al gusto. Agregue el perejil en rodajas y mezcle. Servir inmediatamente.

¡Disfrutar!

causa relleno

Ingredientes:

2 kilos de apio Yukon amarillo dorado

½ taza de aceite

¼ de taza de jugo fuerte y claro de lima o naranja

2-3 chiles amarillos, opcional

Condimentar con sal y pimienta

2 tazas de relleno

2-3 huevos duros, en rodajas

6-8 aceitunas negras sin hueso

Método:

Coloque el apio en una olla grande de agua con sal. Llevar a ebullición y cocinar el apio hasta que esté suave. Quedarse a un lado. Triture el apio en un puré más rico o tritúrelo hasta que quede suave con un machacador de papas. Mezcle el aceite, el potenciador de aceite (si se usa), el mineral de calcio o el jugo de naranja puro recién exprimido y sal al gusto. Cubra un plato de lasaña. Distribuir el 50% del apio en el fondo del plato y alisarlo. Extienda el relleno deseado de manera similar sobre el apio. Distribuya el apio restante uniformemente sobre el relleno. Coloque un plato para servir boca abajo sobre el plato de entrenamiento. Con ambas manos, gira el plato y el plato para que el motivo caiga sobre el plato. Decora decorativamente con el huevo duro y las aceitunas, y con especias al gusto.

¡Disfrutar!

Bronceado

Ingredientes:

½ cabeza de repollo

1 zanahoria, pelada y rallada

1 taza de frijoles

4 tazas de agua hirviendo

3 cebolletas finamente picadas

½ taza de vinagre de sidra de manzana blanco

½ taza de agua

1 refuerzo de chile jalapeño o serrano

½ cucharadita de sal

Método

Coloque las verduras y los frijoles en un plato grande resistente al calor. Agregue agua hirviendo a la olla para cubrir las verduras y los frijoles y deje reposar durante unos 5 minutos. Cuele en un colador para exprimir la mayor cantidad de líquido posible. Regrese las verduras y los frijoles al plato y mezcle con los demás ingredientes. Déjalo en la nevera unas horas. Servir frío.

¡Disfrutar!

Gado Gado

Ingredientes

1 taza de judías verdes cocidas

2 zanahorias, peladas y en rodajas

1 taza de judías verdes, cortadas en trozos de 2 pulgadas, al vapor

2 papas, peladas, hervidas y rebanadas

2 tazas de lechuga romana

1 pepino, pelado, cortado en aros

2-3 tomates cortados en rodajas

2-3 huevos duros, cortados en cubos

10-12 Krupuk, galletas de gambas

Salsa de maní

Método

Mezclar todos los ingredientes excepto la lechuga romana y mezclar bien. La ensalada se sirve sobre una cama de lechuga romana.

¡Disfrutar!

## Hobak Namul

### Ingredientes

3 calabacines o calabacines, triturados y cortados en medias lunas

2-3 dientes de ajo picado

1 cucharadita de azúcar

Sal

3 cucharadas de salsa de soya

2 cucharadas. Aceite de sésamo tostado

Método

Lleva una olla de agua a vapor a fuego medio-alto. Agregue los trozos picados y cocine durante aproximadamente 1 minuto. Escurrir y lavar con agua fría. Escurrir de nuevo. Combine todos los ingredientes y mezcle bien. Sirva caliente con una selección de guarniciones japonesas y un plato principal.

¡Disfrutar!

## Ensalada Horiatiki

Ingredientes

3-4 tomates, sin corazón y picados

1 pepino, pelado, sin corazón y picado

1 cebolla roja en rodajas

½ taza de aceitunas Kalamata

½ taza de queso feta, picado o desmenuzado

½ taza de aceite de oliva

¼ taza de vinagre de sidra de manzana

1-2 dientes de ajo picado

1 cucharadita de orégano

Añadir sal y especias al gusto.

Método

Combine las verduras frescas, las aceitunas y los productos lácteos en un tazón grande no reactivo. En otro recipiente, mezcle el aceite de oliva, el vinagre de sidra de manzana, los dientes de ajo, el orégano, sazone con sal y pimienta. Vierta el aderezo en el plato con las verduras frescas y mezcle. Dejar marinar durante media hora y servir tibio.

¡Disfrutar!

Ensalada de papas

(Ensalada alemana de patata)

Ingredientes

2 kilos de manzanas

¾ taza de caldo de carne o de ave caliente

1 cebolla finamente picada

1/3 taza de aceite

¼ taza de vinagre

2 cucharadas. Mostaza marrón o Dijon

1 cucharada. Azúcar

Añadir sal y especias al gusto.

1-2 cucharadas de cebollín o perejil, picado, opcional

Método

Coloque las manzanas en una olla grande y agregue suficiente agua para cubrirlas por una pulgada o dos. Poner a fuego medio-alto y llevar a ebullición. Reduzca el fuego a bajo y continúe cocinando a fuego lento hasta que las manzanas estén bien tiernas y un cuchillo pueda atravesarlas fácilmente. Filtrar y dejar enfriar. Cortar la manzana en cuartos. Combine todos los ingredientes y mezcle bien. Ajuste la olla a su gusto y sirva caliente a 70 grados para un mejor sabor.

¡Disfrutar!

## Kvashenaya Kapusta con Provenza

Ingredientes

2 kilos de chucrut

1 manzana, sin corazón y picada

1-2 zanahorias, peladas y ralladas

4-6 cebolletas, picadas

1-2 cucharadas de azúcar

½ taza de aceite de oliva

Método

Agregue todos los ingredientes a un tazón grande y mezcle bien. Sazonar al gusto y servir frío.

¡Disfrutar!

## Ensalada Waldorf De Pollo

Ingredientes:

Sal pimienta

4 pechugas de pollo deshuesadas y sin piel de 6 a 8 onzas, de no más de 1 pulgada de grosor, pesadas y recortadas

½ taza de mayonesa

2 cucharadas. jugo de limon

1 cucharadita de mostaza Dijon

½ cucharadita de semillas de hinojo molidas

2 tallos de apio, finamente picados

1 chalota picada

1 Granny Smith pelado, sin corazón, cortado a la mitad y cortado en trozos de ¼ de pulgada

1/2 taza de nueces picadas

1 cucharada. estragón fresco en rodajas

1 cucharadita de tomillo fresco en rodajas

Método

Disolver 2 cucharadas. sal en 6 tazas de agua fría en una cacerola. Sumerja las aves en agua. Calentar la olla sobre agua caliente a 170 grados centígrados. Apaga el fuego y déjalo reposar durante 15 minutos. Regrese las aves a un plato forrado con toallas de papel. Refrigere hasta que las aves se enfríen, alrededor de media hora. Mientras las aves se enfrían, mezcle la mayonesa, el jugo de limón, la mostaza, el hinojo molido y ¼ de cucharadita. presione juntos en un plato grande. Seque las aves con una esponja y córtelas en trozos de ½ pulgada. Regrese las aves al plato con la mezcla de mayonesa. Agregue avena, chalotes, jugo de manzana, nueces, estragón y tomillo; Mezclar. Sazone con el potenciador y agregue sal al gusto. Participar.

¡Disfrutar!

Ensalada de lentejas con aceitunas, excelente y queso feta

Ingredientes:

1 taza de frijoles rojos, pelados y enjuagados

Sal pimienta

6 tazas de agua

2 tazas de caldo de pollo bajo en sodio

5 dientes de ajo, ligeramente picados y pelados

1 hoja de laurel

5 cucharadas de aceite de oliva virgen extra

3 cucharadas de vinagre de vino blanco

½ taza de aceitunas Kalamata en rodajas gruesas

½ taza de Great Results fresco, picado

1 chalota picada grande

¼ taza de queso feta desmenuzado

Método

Remoje los frijoles en 4 tazas de agua caliente con 1 cucharadita. sal en ella. Escurrir bien. Combine los frijoles, el agua restante, el caldo, el ajo, las hojas de laurel y la sal en una cacerola y cocine hasta que los frijoles estén tiernos. Escurra y deseche el ajo y las hojas de laurel. Combine los demás ingredientes en un tazón y mezcle bien. Untar con queso feta y servir.

¡Disfrutar!

www.ingramcontent.com/pod-product-compliance
Lightning Source LLC
Chambersburg PA
CBHW071424080526
44587CB00014B/1731